BEI GRIN MACHT SICH IHR WISSEN BEZAHLT

- Wir veröffentlichen Ihre Hausarbeit, Bachelor- und Masterarbeit

- Ihr eigenes eBook und Buch - weltweit in allen wichtigen Shops

- Verdienen Sie an jedem Verkauf

Jetzt bei www.GRIN.com hochladen und kostenlos publizieren

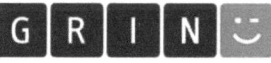

Depressionen bei Migranten in Deutschland. Spielt der Migrationshintergrund eine Rolle?

Bibliografische Information der Deutschen Nationalbibliothek:

Die Deutsche Nationalbibliothek verzeichnet diese Publikation in der Deutschen Nationalbibliografie; detaillierte bibliografische Daten sind im Internet über http://dnb.d-nb.de abrufbar.

ISBN: 9783346763990
Dieses Buch ist auch als E-Book erhältlich.

Druck und Bindung: Books on Demand GmbH, Norderstedt Germany
Gedruckt auf säurefreiem Papier aus verantwortungsvollen Quellen

Das vorliegende Werk wurde sorgfältig erarbeitet. Dennoch übernehmen Autoren und Verlag für die Richtigkeit von Angaben, Hinweisen, Links und Ratschlägen sowie eventuelle Druckfehler keine Haftung.

Das Buch bei GRIN: https://www.grin.com/document/1291452

Projektarbeit zum Thema:

Depressive Erkrankungen bei Migranten in Deutschland

Hochschule Macromedia für angewandte Wissenschaften University of Applied Sciences

Studiengang: Psychologie (B.Sc.)

Studienrichtung: Psychologie

Kurs: Wissenschaftliches Arbeiten

Projektarbeit: „Wissenschaftliches Arbeiten"

Fachsemester: 1

Abgabetermin: 2021

Management Summary

Die folgende Ausarbeitung befasst sich mit der Forschungsfrage, inwieweit der Migrationshintergrund eine Rolle bei der Entstehung und Erkennung einer Depressionserkrankung in Deutschland spielt.

Vielzählige Studien behandeln die Häufigkeit und Symptomatik depressiver Störungen der deutschen Bevölkerung. Inwiefern Migranten und deutsche Staatsbürger mit Migrationshintergrund in diesen Studien ebenfalls vertreten sind, ist oftmals nicht konkret gekennzeichnet.

Recherchen der Autorin legen nah, dass Migranten bzw. Personen mit Migrationshintergrund häufiger an depressiven Störungen erkranken, als das allgemein vermuten lässt. Grund dafür sind verschiedene, mit einer Migration verbundenen Faktoren, die eine Depression hervorrufen oder verstärken sowie eine rechtzeitige Diagnose erschweren können. Um dies näher zu erforschen, empfiehlt es sich, sich weiterhin gezielt mit diesem Teil der deutschen Bevölkerung zu befassen.

Inhaltsverzeichnis

Abbildungsverzeichnis

Tabellenverzeichnis

1 Einleitung

„Ubi bene, ibi partia. Wo es Dir gut geht, dort ist die Heimat" (Aristophanes, Plutos, 408 v. Chr.).

Die permanente Mobilität prägt die menschliche Bevölkerung seit hunderten von Jahren. Ob freiwillig oder nicht, aufgrund von Kriegen oder wirtschaftlichen Krisen, migrieren Menschen nach Deutschland, um ein besseres, stabileres und glücklicheres Leben für sich und deren Kinder zu ermöglichen (Wiechers et al., 2019). Jedoch haben viele Migranten nach oder während des Migrationsprozesses mit seelischen Problemen zu kämpfen, aber warum? Wenn das Leben in der Bundesrepublik Deutschland so viel schöner erscheint, sollten dann nicht alle glücklich sein, die die Möglichkeit bekommen, in das Land einzureisen und hier bleiben zu dürfen?

Depressionen gelten als eine der häufigsten und teilweise auch bagatellisierenden Erkrankungen. Rund 16 bis 20 von 100 Menschen leiden im Laufe ihres Lebens unter einer depressiven Störung (Bundesgesundheitsministerium, 2022). Es ist allerdings nicht einfach eine Depression frühzeitig zu erkennen, da viele Faktoren eine Rolle spielen, die nicht nur erkannt, sondern auch richtig interpretiert werden müssen (Küchenhoff, 2017). Diese Interpretationen unterscheiden sich innerhalb der verschiedenen Kulturen, weshalb zahlreiche Migranten in Deutschland die symptomatischen Anzeichen zu spät oder gar nicht erkennen.

Infolgedessen bildet sich die Forschungsfrage, inwieweit die Ursachen depressiver Erkrankungen bei Migranten in Deutschland auf ihren Migrationsprozess zurückzuführen sind.

Die Autorin hält fest, dass die Forschung zu depressiven Erkrankungen in Deutschland steigt und sich entwickelt, die gezielte Datenerhebung und Auswertung bei Migranten in der Bundesrepublik bleibt indessen aus. Nach ihrer Auffassung ist es heutzutage fundamental, dass jeder Mensch der deutschen Bevölkerung dieselben Möglichkeiten bekommt, die eigene Gesundheit korrekt einzuordnen und dementsprechend zu behandelnd. Notwendig dafür sind hauptsächlich einheitliche Ergebnisse zur Diagnostizierung depressiver Erkrankungen.

2 Theoretischer Rahmen

2.1 Migration – ein andauerndes Phänomen

„Wer den Schritt der Migration wagt, begibt sich auf eine abenteuerliche Reise, an deren Ende er keine andere Wahl hat als die, ein anderer zu werden als der, der er vor seiner Abreise war" (Machleidt, 2013, S. 9).

Seit hunderten von Jahren prägt die Migration unsere Gesellschaft. Sie findet tagtäglich statt und ist ein Teil des normalen Lebens. Allerdings fällt der Begriff meist erst, sobald damit negative Schlagzeilen und Nachteile in Verbindung gebracht werden.

Doch was genau bedeutet Migration? Welche verschiedenen Facetten gibt es und wann darf jemand als Migrant oder Migrantin bezeichnet werden?

2.1.1 Begriff der Migration

Im lateinischen bedeutet *migratio* Wanderung. Die klassische Definition beschreibt die Migration als räumliche Verlegung des Lebensmittelpunktes (Knipper & Bilgin, 2009). Führt ein solcher dauerhafter Ortswechsel über eine Staatsgrenze, so handelt es sich um eine internationale Migration. Bei Bewegungen innerhalb dieser Grenze, wie etwa von einem Bundesland in das andere, spricht man von einer sogenannten Binnenmigration (Hax-Schoppenhorst & Jünger, 2010).

Da diese Definition sehr breit gefasst ist, darf nicht außer Acht gelassen werden, dass Hintergründe und Motive derjenigen, die beschließen ihr Heimatland zu verlassen, sich gleichermaßen unterscheiden, wie ihre Erwartungen und Wünsche, die sie an ihren Ortswechsel anknüpfen (Wiechers et al., 2019).

Mögliche Arten von Migranten sind beispielsweise:

Arbeitsmigranten, politische Migranten, Studierende oder Transmigranten.

Migrantinnen und Migranten sind somit diejenigen, die sich gerade in einem Ortswechselprozess befinden, ihren Lebensmittelpunkt also für einen dauerhaften Zeitraum ändern (Bildung, B. F. P., 2018).

Fraglich ist allerdings, wie lange man nach Abschluss dieses Migrationsprozesses noch als Migrant oder Migrantin betitelt wird.

Bis 2004 galten alle Menschen ohne deutsche Staatsangehörigkeit als Migranten. Eingebürgerte Ausländer oder Aussiedler aus der ehemaligen Sowjetunion, die unmittelbar eine deutsche Staatsangehörigkeit erhielten, waren mithin von diesem Terminus ausgeschlossen (Sieben & Straub, 2018).

Das Statistische Bundesamt hat darauffolgend im Jahr 2005 die Kategorie des „Migrationshintergrundes" eingeführt. Darunter fallen diejenigen, die selber keinem Migrationsprozess unterzogen wurden, jedoch Eltern oder Großeltern haben, die seit 1949 nach Deutschland ausgewandert sind (Bildung, B. F. P., 2018).

Aus statistischer Sicht machen Menschen mit Migrationshintergrund ca. 19 Prozent der deutschen Bevölkerung aus. Dieser Prozentsatz setzt sich aus zehn Prozent Deutschen mit Migrationshintergrund und neun Prozent Ausländern zusammen (Sieben & Straub, 2018).

Gleichwohl beachtlich ist schließlich, dass der Migrationsbegriff sich nicht ausschließlich auf den Ortswechsel und die Änderung des Lebensmittelpunktes bezieht; es bedeutet ebenfalls die herkömmlichen Systeme und Lebensweisen hinter sich zu lassen und sich in neue zu integrieren. Migration beinhaltet nicht nur die geografische, sondern auch die soziale Reise, dessen Ziel in der Findung einer neuen örtlichen sowie seelischen Heimat liegt (Sieben & Straub, 2018).

Besonders ursächlich für die – bis heute andauernde – Migration im 20. und 21. Jahrhundert sind Kriege und politische Unruhen in den Heimatorten (Zengin, 2016).

Daraus resultierend ergeben sich die erhöhten Zahlen an Flüchtlingen seit Anstieg der Migrationszahlen in der Bundesrepublik. Als Flüchtlinge werden diejenigen Menschen bezeichnet, die in ihrer Heimat um ihre Sicherheit fürchten müssen, aufgrund von politisch oder religiös bedingten Verfolgungen oder als Konsequenz von Kriegen, sodass sie gezwungen sind, dieses Land zu verlassen (Zengin, 2016).

2.1.2 Kurzer Anriss der deutschen Migrationsgeschichte

Seit Ende des 19. Jahrhunderts stieg der Bedarf an Arbeitskräften in Deutschland signifikant an. Aufgrund dessen wurden im zuvor von Auswanderern geprägten Deutschland kurz vor dem ersten Weltkrieg über 1,2 Millionen Wanderarbeiter, größtenteils aus Polen, okkupiert (Bade, 2017).

Das Ende des zweiten Weltkrieges führte am Anfang der 50er-Jahre zu einem sichtbaren Wirtschaftswachstum, sodass die osteuropäischen Arbeitskräfte nicht mehr genügten, um die als „Wirtschaftswunder" bezeichnete Bundesrepublik Deutschland hinreichend zu unterstützen. Daraufhin wurde 1955 das erste Anwerbeabkommen mit Italien geschlossen und im Anschluss folgten in den nächsten Jahren weitere Abkommen mit Spanien (1960), Griechenland, der Türkei (1961), Marokko (1963), Portugal (1964), Tunesien (1965) und dem damaligen Jugoslawien (1968) (Berlinghoff, 2018).

Es folgte die Einstellung der Anwerbung ausländischer Gastarbeiter im Jahr 1973, woraufhin die ursprünglich geplante Wiederkehr in das jeweilige Herkunftsland folgen sollte. Dies wurde jedoch nicht vollzogen, sodass nach einiger Zeit die Familienangehörigen nachzogen (Hax-Schoppenhorst & Jünger, 2010).

2.2 Depressive Erkrankungen

Depressive Störungen, welche kognitiv, affektiv und körperlich den Menschen beeinträchtigen, gehören weltweit zu den häufigsten psychischen Erkrankungen (Hax-Schoppenhorst & Jünger, 2010).

Abgeleitet wird der Begriff Depression vom lateinischen „depressio", welches das Wort „deprimere" beinhaltet, was soviel bedeutet wie „niederdrücken". Verallgemeinert fühlen sich Menschen, die an Depressionen leiden, größtenteils bedrückt und niedergeschlagen (Trevisan, 2020).

Nahezu jeder erlebt sporadisch depressive Symptome, wie Niedergeschlagenheit und Antriebslosigkeit. Dies kann allerdings nicht unmittelbar als depressive Störung eingestuft werden, da hierfür erst eine bestimmte Dauer und Intensität erreicht werden muss (Beesdo-Baum & Wittchen, 2011).

Je länger eine depressive Störung unbehandelt anhält, desto intensiver wird ihre Erscheinungsform, bis der Erkrankte schließlich jegliche Zuversicht auf eine Besserung seines Zustandes verliert; dies kann zu lebensbedrohlichen Zuständen führen, wenn bei dem Patienten eine suizidale Gefahr entwickelt wird (Wolfersdorf, 2010).

2.2.1 Charakteristische Symptome und Ursachen

Zur Diagnostizierung depressiver Erkrankungen werden die international anerkannten Klassifizierungssysteme ICD-10 (International Classification of Diseases) sowie DSM-IV (Diagnostic and Statistical Manual of Mental Disorders) genutzt.

Zu den Hauptsymptomen zählen unter anderem Herabgestimmtheit, Interessenverlust, Freudlosigkeit, Antriebslosigkeit und Müdigkeit. Alle Symptome sollten fast täglich für mindestens zwei Wochen am Stück auftreten, bevor eine behandlungsnotwendige depressive Störung in Betracht gezogen werden darf (Mehler-Wex, 2008).

Ursächlich für depressive Erkrankungen ist ein Zusammenspiel von psychologischen, biologischen und gesellschaftlichen Faktoren, deren Gewichtung oftmals einzelfallbezogen ist.

Nach Wolfersdorf sind auf neurobiologischer Ebene Serotonin und Noradrenalin von erheblicher Bedeutung, zumal es im Gehirn durch traumatische Erlebnisse zu einer sogenannten „Auslenkung" der Neurotransmittersysteme kommt (Wolfersdorf, 2010, S. 76).

Erste depressive Erfahrungen werden überwiegend von scheinbar unlösbaren, überrumpelnden Situationen erzeugt, die vor allem durch soziale und gesellschaftliche Belastungen entstehen können (Hell, 2015).

2.2.2 Kultureller Vergleich der Symptomatik einer depressiven Erkrankung

Verschiedene Kulturen beherbergen unterschiedliche Symptomatik und Bezeichnungen psychischer Erkrankungen. Beispielsweise benennen euroamerikanische Kulturen die Störung des Affekts als Hauptmerkmal eines depressiven Zustandes, während anderen Ländern und Völkern bereits die Begriffsbestimmung einzelner Emotionen fehlt; im türkischen wird der Begriff „sikinti" verwendet, um innere Ruhe oder Unwohlsein auszudrücken, obwohl die wortwörtliche Übersetzung ein Druck- oder Spannungsgefühl in der Brust impliziert (Hax-Schoppenhorst & Jünger, 2010).

Ferner hat eine in 30 Ländern durchgeführte Studie zur kulturvergleichenden Untersuchung depressiver Symptomatik in den 1960er-Jahren ergeben, dass 21 Länder die oben bereits erwähnten Symptome einer depressiven Erkrankung hervorbringen – die restlichen Länder, nicht-westlicher Kultur, hingegen wiesen diese Zeichen deutlich seltener auf. Dagegen sind körperliche Leiden, wie Müdigkeit und Gewichtsabnahme, mehrfach aufgetreten (Assion et al., 2018).

Durch diese Studie wurde deutlich, dass ungleiche Kulturen verschiedene Ansätze zur Symptomatik depressiver Störungen haben.

Da depressive Erkrankungen bereits in westlichen Kulturen schwierig zu diagnostizieren sind, lässt sich daraus die Komplexität der Erkennung dieser Krankheiten bei migrierten Patienten herauslesen (Assion et al., 2018).

2.2.3 Depressive Erkrankungen in Deutschland

„Auch heute noch wird die Depression häufig zu spät diagnostiziert" (Müller, 2009, 513-514).

Ende 2019 lag der Anteil an Menschen ohne deutsche Staatsangehörigkeit in der Bundesrepublik bei 13,5%, also rund 11,2 Millionen; die Population mit Migrationshintergrund umfasste überdies fast 21 Millionen Personen (Statistisches Bundesamt, 2020).

Die rechtzeitige Erkennung und Behandlung einer depressiven Störung ist trotz permanenter Forschung und stetig wachsender Erkenntnisse in Deutschland nach wie vor ein komplexer Prozess.

Grund dafür ist die Vielfältigkeit der Symptome, die oftmals fälschlicherweise nicht unter eine mögliche depressive Erkrankung subsumiert werden. Überdies kann eine Depression mit der Psyche der Angehörigen korrelieren, da eine depressive Erkrankung nahestehender Personen auch bei Verwandten zu hoher seelischer Belastung führen kann (Müller, 2009).

Eine Studie zur Gesundheit Erwachsener in Deutschland hat in den Jahren 2008 bis 2011 in einer Stichprobe von 7988 Personen im Alter von 18 bis 79 Jahren die depressiven Symptome identifiziert und festgestellt, dass bei 8,1% der Erwachsenen eine depressive Symptomatik vorzufinden ist (Busch et al., 2013).

Die aufgeführte Abbildung zeigt beispielweise den Bevölkerungsanteil mit Depressionen in Deutschland im Jahr 2011.

Was nicht zu sehen ist, ist der Anteil an Menschen mit Migrationshintergrund, die ebenfalls von der Erkrankung betroffen sind.

2016 bildeten Menschen mit Migrationshintergrund etwa 22,5%, somit 18,6 Millionen Personen, der deutschen Gesamtbevölkerung (Statistisches Bundesamt, 2017).

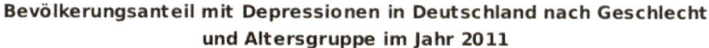

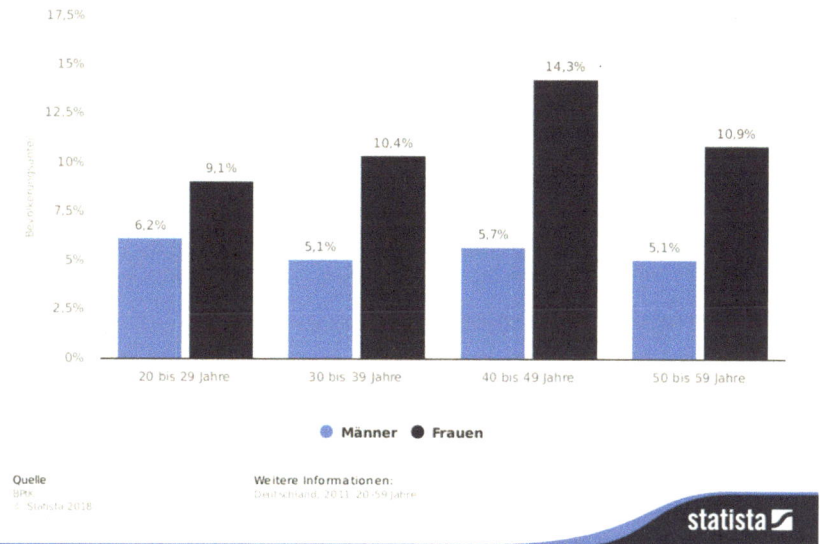

Abb. 1: Bevölkerungsanteil mit Depressionen in Deutschland nach Geschlecht und Altersgruppe im Jahr 2011 (Statista, 2016).

Es stellt sich die Frage nach dem Anteil an Depressionen erkrankter Patienten mit Migrationshintergrund in Deutschland, sowie die Möglichkeit eines Zusammenhangs mit dem Migrationsprozess.

2.3 Gesundheitszustand von Migranten in Deutschland

Allgemein kann nicht behauptet werden, dass die Einwohner Deutschlands mit Migrationshintergrund gesundheitlich besser oder schlechter gestellt sind als der Rest der Bevölkerung. In vielen Studien ist teilweise von einer niedrigeren Mortalität von Migranten die Rede. Epidemiologisch betrachtet spricht man hierbei vom sogenannten „Healthy-Migrant-Effect" (Razum & Rohrmann, 2002).
Zurückzuführen ist dieses Phänomen vergleichsweise auf die Risiken und Entfernungen, die Migranten eingehen, sobald sie ihr Heimatland verlassen, um nach Deutschland zu ziehen. Aufgrund dessen sind die meisten Migranten in der Regel jung und belastbar, sodass sie im Vergleich zu deutschen Bürgern am Anfang gesundheitlich bessergestellt sind.

Dieser Effekt kann über Jahre andauern, allerdings passt sich der Gesundheitsstatus sowie das Immunsystem dem der Einheimischen an, sodass es nach einiger Zeit ausgeglichen ist (Knipper & Bilgin, 2009).

Hinsichtlich psychischer Erkrankungen, welche unbestritten unter den Gesundheitsbegriff fallen, gibt es bis heute nicht genügend nachweisbare Quellen, die die Häufigkeit dieser Erkrankungen bei Migranten mit der deutschen Bevölkerung vergleicht.

2.4 Migration in Korrelation mit depressiven Störungen

Vorab ist festzustellen, dass eine Migrationserfahrung per se nicht zu einer psychischen Erkrankung führt, da ein bewiesener kausaler Zusammenhang beider Faktoren bis heute nicht vorgelegt werden kann (Hax-Schoppenhorst & Jünger, 2010).

Indessen ist zu beachten, dass einzelne Erfahrungen in Verbindung mit dem Migrations- sowie späteren Intergrationsprozess als Risikofaktoren zur Entstehung einer depressiven Störung beitragen können.

Kohte-Meyer schreibt: „Die Erfahrungen und die individuelle Verarbeitung von dem, was in einem Migrationsvorgang erlebt wird, können gleichzeitig spezifische neue Möglichkeiten und Wege für das Entstehen psychischer Störungen eröffnen" (Kohte-Meyer, 2008, S. 37).

Einige Studien zeigten sogar, dass Migranten zweiter Generation ein teilweise höheres Krankheitsrisiko haben als die der ersten Generation. Untermauert wird dies durch die Annahme, dass Kinder von Migranten erster Generation eine höhere Anfälligkeit für psychische Instabilität haben, da sie den sozialen und psychischen Belastungen der Eltern während des Migrations- und Integrationsprozesses dauerhaft ausgesetzt sind (Machleidt, 2013).

Ebenfalls nicht außer Acht zu lassen ist der Umstand, dass depressive Erkrankungen und psychische Störungen im Allgemeinen in vielen Kulturen stets als Tabuthema angesehen werden (Hax- Schoppenhorst & Jünger, 2010). In einigen Kulturen werden an Depressionen leidende Menschen als verrückt betitelt und ihnen wird eine schwache Persönlichkeit vorgeworfen; dies zeigt sich dementsprechend auch nach der Migration, da sich die Ansichten nicht mit dem Wohnort schlagartig ändern (Enghusen, 2019).

Die abgebildete Tabelle zeigt eine ausgewertete Studie zu psychischen Störungen von Migranten und Nichtmigranten. Deutlich wird, dass der Gesamtanteil an depressiv erkrankten bei Migranten, vor allem bei migrierten Frauen höher ist als bei Nichtmigranten.

	Nichtmigranten (n = 2161)			Migranten (n=271)			Vergleichsstichprobe Parallelisierte (n=271)	Ergebnisse
	Frauen	Männer	gesamt	Frauen	Männer	gesamt		
Depressive Beschwerden								
Major Depression	1,9%(22)	2,5%(24)	2,1%(46)	2,9%(4)	2,3%(3)	2,6%(7)	2,2%(6)	χ^2=0,000
anderes depressives Syndrom	2,4%(28)	2,6%(25)	2,5%(53)	2,2%(3)	3,8%(5)	3,0%(8)	3,0%(8)	χ^2=0,000
PHQ-9 (MW/SD)	2,62/3,4	2,23/3,4	2,44/3,4	2,59/4,1	2,15/3,5	2,38/3,8	2,39/3,4	t=0,055
Somatoforme Beschwerden								
Somatoformes Syndrom	4,3%(51)	3,9%(38)	4,1%(89)	7,1%(10)	2,3%(3)	4,8%(13)	4,1%(11)	χ^2=0,174
	3,82/3,8	2,99/3,8	3,44/3,9	3,79/3,9	2,73/3,8	3,27/3,9	3,17(3,8)	t=-0,310
Angststörungen								
Generalisierte Angst	0,9%(11)	0,8%(8)	0,9%(19)	2,2%(3)	1,5%(2)	1,9%(5)	0,4%(1)	χ^2=2,697
PHQ-Angstscore (MW/SD)	5,19/2,5	5,38/2,9	5,25/2,6	5,35/3,0	5,38/2,9	5,36/2,9	5,44/2,7	t=0,162
PTSD								
Posttraumat. Belastungsstörung	4,5%(53)	2,8%(27)	3,7%(80)	6,4%(9)	3,8%(5)	5,2%(14)	5,5%(15)	χ^2=0,036
PTDS-Score (MW/SD)	1,70/4,5	1,51/4,4	1,61/4,5	2,54/5,7	2,23/5,3	2,39/5,5	1,88/4,7	t=-1,140

Tab.1 Prävalenz psychischer Störungen und Summenwerte der störungsspezifischen Skalen nach Geschlecht (Glaesmer et al., 2009).

Zu den am häufigsten genannten Faktoren einer depressiven Erkrankung bei Migranten gehören Sprachbarrieren, Diskriminierung sowie traumatische Erlebnisse während des Migrationsprozesses.

2.4.1   Verlassen des Herkunftslandes

Ob freiwillig oder nicht, die Migration in ein fremdes Land bringt viele Vorteile mit sich, jedoch auch Hürden, die es zu überwinden gilt. Mit dem Verlassen ihres Heimatlandes lassen die Menschen zahlreiche materielle und immaterielle Dinge dort (Akhtar & Utari-Witt, 2014).

Abgesehen von Kleidung, Möbeln und Wertsachen, die es aus Platzgründen nicht in die Koffer geschafft haben, sind sie gezwungen unter anderem soziale Gewohnheiten, Sprache und Musik zurückzulassen (Zengin, 2016).

Sobald die neue Heimat betreten wird, werden Migranten mit all den neu zu erlernenden Angewohnheiten und Bräuchen konfrontiert, was eine psychische Herausforderung darstellt. Es wird sich vom heimischen distanziert, während das neue bereits sehnsüchtig wartet (Akhtar & Utari-Witt, 2014).

Nicht allen fällt dies von Anfang an leicht. Jungen Migranten gelingt die Assimilation an die neue Kultur meistens einfacher als der älteren Generation, die sich bereits so an ihr Leben gewöhnt haben, dass eine Neuanpassung belastender erscheint (Akhtar & Utari-Witt, 2014).

Migration bezeichnet das Verlassen seines vertrauten Umfelds und der zugehörigen gesellschaftlichen Normen, gleichzeitig bedeutet es sich einer neuen Umwelt auszusetzen und die Kultur zu erlernen, um ein Teil der Gesellschaft werden zu können (Zengin, 2016).

Die sich daraus ergebende Wirkung charakterisiert sich in der psychischen Gesundheit der Migranten, indem sie Stress und Überforderung hervorrufen kann (Sieben & Straub, 2018).

2.4.2 Sprachbarrieren

Agierend als wesentliches Kommunikationsmittel, gelingt es dem Menschen durch Sprache sein Wissen, seine Meinungen und Erfahrungen mitzuteilen, um sich mit anderen zu verständigen und sich darüber auszutauschen, was zuallererst ein Zugehörigkeitsgefühl in der Gesellschaft hervorruft (Zengin, 2016).

Gleichzeitig erzeugt Sprache eine gewisse Differenz zwischen Gruppen und Kulturen, indem sich bereits der Sprechakt von Land zu Land unterscheidet, was zu Unverständlichkeiten und Missverständnissen führen kann. Beispielsweise ist es in Japan unüblich sich für ein Kompliment zu bedanken, was jedoch in Deutschland der Normalität entspricht. Dort ist es Teil der Kultur, dass man darauf mit höflicher Zurückweisung reagiert (Hax-Schoppenhorst & Jünger, 2010).

Wenn jemand sein Heimatland verlässt, wird nicht nur der Ort an sich zurückgelassen, sondern auch alles was diesen Ort ausmacht, namentlich Kultur und Sprache. Mit der Migration in ein anderes Land, erlischt die zuvor von sprachlicher Kommunikation geprägte Sicherheit, was jene Personen dazu bringt, sich zurückzuziehen, aus Angst vor neuer, unbekannter Kultur (Zengin, 2016).

Folglich begeben sich Migranten oftmals in den Umkreis ihrer vertrauten ethnischen Gruppen, was die Spracherlernung erheblich erschwert und damit den Integrationsprozess verlangsamt. Solch eine Isolierung führt oft zu starker Einsamkeit, welche bestimmte depressive Symptome hervorrufen oder verstärken kann (Zengin, 2016).

2.4.3 Diskriminierung

Stereotypen und Vorurteile gehen größtenteils Hand in Hand mit dem ersten Eindruck einer anderen Person. Jonas et al. definieren Stereotypen als „die von verschiedenen

Menschen übereinstimmenden vorgenommene Zuschreibung von Persönlichkeitseigenschaften und Verhaltensweisen zu den Mitgliedern einer sozialen Gruppe oder Kategorie" (Jonas et al., 2014).

Vorurteile bezeichnen hingegen die meist negative Einstellung gegenüber einer sozialen Gruppe und der ihr zugeordneten Eigenschaften (Bergmann, 2006,).

Eine auf Stereotypen und Vorurteilen basierende Handlung, dessen Ziel es ist, bestimmten sozialen Gruppen Schaden zuzufügen, porträtiert sich als Diskriminierung (Sieben & Straub, 2019).

Viele Migranten werden tagtäglich mit Ausgrenzung, Ablehnung und Benachteiligung aufgrund ihrer Herkunft konfrontiert. Dies hinterlässt zweifellos psychologische Folgen, die den Integrationsprozess bremsen und erschweren (Ziegler & Beelmann, 2009).

Infolge von Diskriminierung und Rassismus wird das Selbstwertgefühl der Migranten stark beeinträchtigt, sie fühlen sich unsicher, gekränkt, niedergeschlagen und hilflos (Trevisan, 2020).

Nicht nur die Migranten selbst, sondern auch die neue Heimat bekommt die Folgen der Diskriminierung zu spüren. Die Aufnahme in den Arbeitsmarkt wird behindert oder gar vollständig ausgeschlossen, wodurch die Armutsrate steigt und die nationale Wirtschaft beeinträchtigt wird (Zengin, 2016).

Dass Diskriminierung und Depressionen sowie psychosomatische Beschwerden korrelieren, ist zahlreichen Studien zu entnehmen. Durch das Hervorbringen der bereits oben genannten negativen Gefühlsreaktionen, wird die psychische Belastung verstärkt und das persönliche Selbstbild geschwächt, wodurch körperliche und ebenso mentale Leiden auftreten (Zengin, 2016).

2.4.4 Familiäre Beziehungsstrukturen

Für Menschen aus Ländern mit einem klassischen Betrachtungswinkel auf die Art und das Zusammenleben einer Familie, geht die Vorstellung des Familienlebens der westlichen Länder zunächst oftmals mit Belastungen einher (Kizilhan, 2018).

In diversen Herkunftsländern existiert ein traditionelles Familienbild, welches größtenteils von Ehre und moralischen Werten geprägt ist. Es herrscht klare Geschlechtertrennung mit jeweils zugewiesenen Aufgaben und die Beachtung der Altershierarchie (Zengin, 2016).

In westlichen Gesellschaften ist diese Familienstruktur dagegen selten vertreten. Dort setzt sich eine typische Familie aus Vater, Mutter und ein bis zwei Kindern zusammen.

Eine klassische Trennung von Vater- und Mutterrolle besteht meist nicht mehr – beide Elternteile sind gewöhnlich berufstätig (Schneider, 2012,).

Der durch die Migration entstandener Anpassungsvorgang an neue Sitten, Werte und Normen kann nicht selten zu Konflikten innerhalb der migrierten Familie führen, was ebenfalls einen belastenden Einfluss auf die Psyche der einzelnen Familienmitglieder erzeugen und damit Symptome depressiver Erkrankungen fördern kann (Assion, 2005).

Überdies entsteht durch Migration häufig andauernde Trennung von Angehörigen, die im Herkunftsland verblieben sind, was die Entfremdung, Isolation und Trennungsangst intensiviert (Kizilhan, 2018).

2.4.5 Akkulturationsstress

Akkulturation beschreibt den Anpassungsvorgang von Migranten an eine neues Kulturverständnis des Landes, in welches sie sich niedergelassen haben (Gekeler, 2019). Der sich aus diesem Prozess heraus resultierende Akkulturationsstress bildet sich aus der psychischen Überlastung der erworbenen Fähigkeiten und Bewältigungsstrategien.

Diese Theorie zum Akkulturationsstress wurde von John W. Berry hervorgebracht und besagt, dass die Strategiewahl und der Akkulturationsprozess davon abhängen, inwiefern sich der Migrant an die Lebensumstände des Landes anpasst und welchen Zuspruch er von der Gesellschaft erfährt (Berry, 2006). Während des Migrationsprozesses tragen bestimmte Stressoren zur Entwicklung des Akkulturationsstresses bei.

Mögliche Stressoren nach Demiralay und Aichberger können sein: Veränderung des kulturellen und geografischen Umfelds, Verlust des familiären und muttersprachlichen Umfelds und damit verbundene ungelöste Trennungsängste in Bezug auf die nächsten Angehörigen, Erwerb einer neuen Sprache, Konfrontation mit anderen Sitten sowie Diskriminierung, gesellschaftliche Ablehnung und Ausländerfeindlichkeit (Demiralay & Aichberger, 2018).

In Bezug auf die psychische Auswirkung sind einige Persönlichkeitsmerkmale häufig bei Betroffenen vorzufinden. Somit sind von Introversion, einem niedrigen Selbstwertgefühl, Perseveranz und Pessimismus geplagte Menschen anfälliger für erhöhten akkulturativen Stress (Tartakovsky, 2007).

Durch zahlreiche Studien konnte der Zusammenhang zwischen Akkulturationsstress und depressiven Störungen festgestellt, gleichwohl nicht abschließend ausgearbeitet werden, da die Ursachen möglicherweise nicht im Migrationsprozess, sondern in der Fehlfunktion stressadaptiver Mechanismen liegen (Demiralay & Aichberger, 2018).

3 Fazit

In dieser Projektarbeit wurden die Zusammenhänge zwischen einem Migrationsprozess und einer depressiven Erkrankung bei Migranten in Deutschland untersucht.

Die Autorin hat festgestellt, dass eine statistische Ableitung depressiver Erkrankungen bei Migranten in Deutschland eine Herausforderung darstellt. Bis zum jetzigen Zeitpunkt wurden keine hinreichenden Daten erhoben, um eindeutige Unterschiede zwischen Patienten mit und ohne Migrationshintergrund feststellen zu können.

Betrachtete wissenschaftliche Literatur zeigt, dass Migrationserfahrungen ein erhöhtes Risiko einer Depressionserkrankung darstellen. Die kulturellen Unterschiede in der Beschreibung der Symptomatik einer depressiven Erkrankung, Sprachbarrieren sowie die immer noch stark verbreitete Tabuisierung der psychischen Erkrankungen generell, erschweren häufig zusätzlich die Diagnostik.

Nach Sichtweise der Autorin, haben diese Erkenntnisse einen entsprechenden Einfluss auf die Betrachtung der Statistik der an Depressionen erkrankter Personen in Deutschland. Viele Fälle bleiben unerkannt und werden somit von der Statistik nicht erfasst.

Um die Forschungsfrage, inwieweit der Migrationsprozess für die Entstehung und Erkennung depressiver Störungen bei Patienten in Deutschland relevant ist, abschließend zu beantworten, sind weitere Forschungen und Studien notwendig.

Insbesondere zu berücksichtigen sind zunächst die kulturellen Unterschiede in der Symptomatik und Diagnostik depressiver Erkrankungen. Hierzu müsse stets ein Vergleich der deutschen mit der Kultur des jeweiligen Patienten gezogen werden, um eine Depression mit hoher Wahrscheinlichkeit zu erkennen oder ausschließen zu können.

Darüber hinaus müsse dem Geschlecht sowie der Altersklasse zum Zeitpunkt der Migration eine größere Beachtung geschenkt werden. Die in der Arbeit betrachtete Statistik zeigte bereits einen gewissen Unterschied zwischen männlichen und weiblichen Migranten mit depressiven Störungen. Diese Unterschiede gilt es weiter zu verfolgen.

Die Altersklasse zum Zeitpunkt der Migration spielt insofern eine Rolle bei der Untersuchung, als das Depressionen bei älteren Migranten häufiger auftreten können, weil ihnen die Integrierung in die neue Kultur schwieriger fällt als Migranten jungen

Alters. Ferner können familiäre Verhältnisse in Deutschland oder im Herkunftsland die psychische Gesundheit und Stabilität eines Menschen beeinflussen. Starker Zusammenhalt und geografische Nähe einer Familie wirken womöglich stressreduzierend, wogegen komplizierte Familienverhältnisse und erlebte Schicksalsschläge bzw. Traumata erhöhen den Stressfaktor. Letztlich sollten bei Erhebungen der Daten vor allem die ersten Jahre nach der Migration nach Deutschland betrachtet werden, da sie zu dieser Zeit mit den Größten Veränderungen konfrontiert werden. In den ersten Jahren der Assimilierung können mögliche depressive Symptome frühzeitig erkannt und dementsprechend korrekt behandelt werden.

Erst wenn dieser Teil der Bevölkerung unter der Berücksichtigung der oben beschriebenen Faktoren untersucht wird, dürfte mit handfesten Ergebnissen zu rechnen sein

Literaturverzeichnis

Akhtar, S. & Utari-Witt, H. (2014). *Immigration und Identität*. Beltz Verlag.

Assion, H., Stompe, T., Aichberger, M., Graef-Calliess, I. (2018). Depressive Störungen. Machleidt, W., Kluge, U., Sieberer, M. & Heinz, A. (Hrsg.), *Praxis der interkulturellen Psychiatrie und Psychotherapie: Migration und psychische Gesundheit* (2. Aufl., S. 43-52). Urban & Fischer Verlag/Elsevier GmbH.

Bade, K. J. (2017). *Migration - Flucht - Integration: Kritische Politikbegleitung von der ‚Gastarbeiterfrage' bis zur ‚Flüchtlingskrise'. Erinnerungen und Beiträge* (Erste Aufl.). Loeper Karlsruhe.

Beelmann, A. & Jonas, K. J. (2009). *Diskriminierung und Toleranz: Psychologische Grundlagen und Anwendungsperspektiven* (2009. Aufl.). VS Verlag für Sozialwissenschaften.

Bergmann, W. (2006, 13. Januar). *Was sind Vorurteile? | bpb*. bpb.de. https://www.bpb.de/izpb/9680/was-sind-vorurteile

Berlinghoff, M. (2018, 14. Mai). *Geschichte der Migration in Deutschland | bpb*. bpb.de. https://www.bpb.de/gesellschaft/migration/dossier-migration/252241/deutsche-migrationsgeschichte

Berry, J. (2007). Acculturative Stress. Wong, L. C. J., Wong, L. C. J. & Lonner, W. J. (Hrsg.). *Handbook of Multicultural Perspectives on Stress and Coping* (S. 287-298). Springer Publishing.

Bildung, B. F. P. (2018, 14. Mai). *Dossier Migration | bpb*. bpb.de. https://www.bpb.de/gesellschaft/migration/dossier-migration/

Busch, M., Maske, U., Ryl, L., Schlack, R. & Hapke, U. (2013). Prävalenz von depressiver Symptomatik und diagnostizierter Depression bei Erwachsenen in Deutschland. *Bundesgesundheitsblatt - Gesundheitsforschung - Gesundheitsschutz, 56*(5–6), 733–739. https://doi.org/10.1007/s00103-013-1688-3

Demiralay, C., Aichberger, M. (2018). Akkulturation. Machleidt, W., Kluge, U., Sieberer, M. & Heinz, A. (Hrsg.), *Praxis der interkulturellen Psychiatrie und Psychotherapie: Migration und psychische Gesundheit* (2. Aufl., S. 77-80). Urban & Fischer Verlag/Elsevier GmbH.

Depression | Die Volkskrankheit verstehen. (2022, 3. Januar). App Title. https://www.bundesgesundheitsministerium.de/themen/praevention/gesundheits gefahren/depression.html

Enghusen, M. (2019). Trauriges Arabien. *brand eins, Schwerpunkt Gefühle* (04/2019), https://www.brandeins.de/magazine/brand-eins-wirtschaftsmagazin/2019/gefuehle/trauriges-arabien

Glaesmer, H., Wittig, U., Brähler, E., Martin, A., Mewes, R. & Rief, W. (2008). Sind Migranten häufiger von psychischen Störungen betroffen? *Psychiatrische Praxis, 36*(01), 16–22. https://doi.org/10.1055/s-2008-1067566

Harper, M. (2018). *Migration and Mental Health: Past and Present.* Palgrave MacMillan.

Hax-Schoppenhorst, T. & Jünger, S. (2010). *Seelische Gesundheit von Menschen mit Migrationshintergrund: Wegweiser für Pflegende.* W. Kohlhammer GmbH.

Hell, D. (2015). *Depression: Wissen, was stimmt* (1. Aufl.). Kreuz Verlag.

Jonas, K., Stroebe, W., Hewstone, M. & Reiss, M. (2014). *Sozialpsychologie: Eine Einführung (Springer-Lehrbuch)* (6., vollst. überarb. Aufl. 2014 Aufl.). Springer.

Junglas, J. (2008). *Kultur der Therapie der Kulturen: Psychotherapie und Psychiatrie mit Migrationshintergrund (Beiträge zur allgemeinen Psychotherapie)* (1. Aufl.). Deutscher Psychologen Verlag.

Kizilhan, J. (2018). Psychologie der Migration. Machleidt, W., Kluge, U., Sieberer, M. & Heinz, A. (Hrsg.), *Praxis der interkulturellen Psychiatrie und Psychotherapie: Migration und psychische Gesundheit* (2. Aufl., S. 67-73). Urban & Fischer Verlag/Elsevier GmbH.

Knipper, M. & Bilgin, Y. (2009). *Migration und Gesundheit.* Konrad-Adenauer-Stiftung.

Machleidt, W. (2013). *Migration, Kultur Und Psychische Gesundheit.* Kohlhammer.

Mehler-Wex, C. (2008). *Depressive Störungen.* Springer Publishing.

Razum, O. & Rohrmann, S. (2002). Der Healthy-migrant-Effekt: Bedeutung von Auswahlprozessen bei der Migration und Late-entry-Bias. *Das Gesundheitswesen, 64*(2), 82–88. https://doi.org/10.1055/s-2002-20271

Scheifele, S. (2008). *Migration und Psyche: Aufbrüche und Erschütterungen (psychosozial)* (1. Aufl.). Psychosozial-Verlag.

Schneider, N. F. (2012, 31. Mai). *Familie in Deutschland – Stabilität und Wandel | bpb.* bpb.de. https://www.bpb.de/politik/grundfragen/deutsche-verhaeltnisse-eine-sozialkunde/138019/familie-in-deutschland

Sieben, A., Straub, J. (2018). Migration, Kultur und Identität. Machleidt, W., Kluge, U., Sieberer, M. & Heinz, A. (Hrsg.), *Praxis der interkulturellen Psychiatrie und Psychotherapie: Migration und psychische Gesundheit* (2. Aufl., S. 43-52). Urban & Fischer Verlag/Elsevier GmbH.

Statista. (2016, 2. März). *Bevölkerungsanteil mit Depressionen in Deutschland nach Geschlecht und Alter 2011.* https://de.statista.com/statistik/daten/studie/221498/umfrage/bevoelkerungsantei l-mit-depressionen-in-deutschland-nach-geschlecht-und-alter/

Tartakovsky, D. M. (2007). Probabilistic risk analysis in subsurface hydrology. *Geophysical Research Letters, 34*(5). https://doi.org/10.1029/2007gl029245

Trevisan, A. (2019). *Depression und Biographie: Krankheitserfahrungen migrierter Frauen in der Schweiz (Kultur und soziale Praxis)* (1. Aufl.). transcript Verlag.

Wiechers, M., ÜBleis, A. & Padberg, F. (2019). *Empowerment für Menschen mit affektiven Erkrankungen und Migrationserfahrungen: Therapiemanual für Einzel- und Gruppensettings* (1. Aufl. 2019 Aufl.). Schattauer.

Wittchen, H. & Hoyer, J. (2011). *Klinische Psychologie & Psychotherapie (Lehrbuch mit Online-Materialien) (Springer-Lehrbuch)* (2. Aufl.). Springer.

Wolfersdorf, M. (2010). *Depression.* Beltz Verlag.

Zengin, F. (2016). *Migration als Chance für die Zukunft.* Beltz Verlag.

Zitat von Pacuvius zum Thema Heimat. (o. D.). Aphorismen.de. https://www.aphorismen.de/zitat/24242

BEI GRIN MACHT SICH IHR WISSEN BEZAHLT

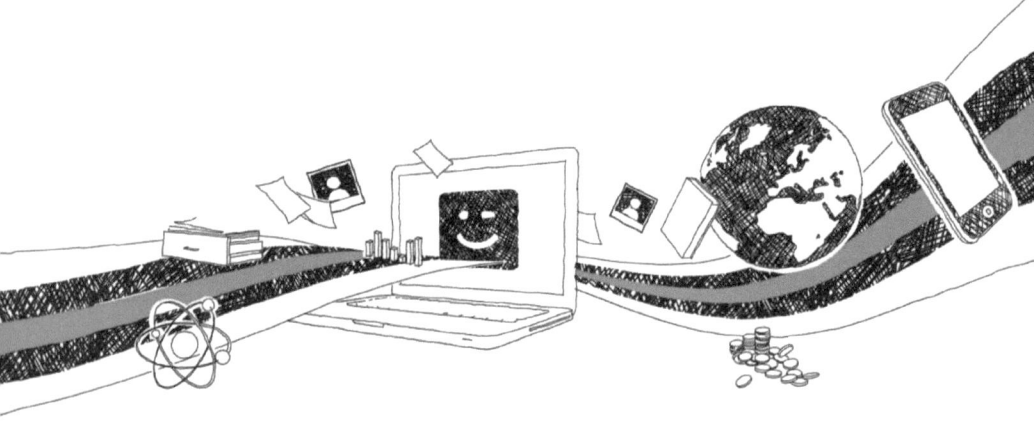

- Wir veröffentlichen Ihre Hausarbeit,
  Bachelor- und Masterarbeit

- Ihr eigenes eBook und Buch -
  weltweit in allen wichtigen Shops

- Verdienen Sie an jedem Verkauf

Jetzt bei www.GRIN.com hochladen und kostenlos publizieren

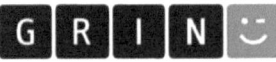